Schutz vor grenzverletzendem Verhalten und Übergriffen in einer Klinik für Kinder- und Jugendpsychiatrie

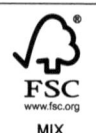

# Schutz vor grenzverletzendem Verhalten und Übergriffen in einer Klinik

## Konzept der Klinik für Kinder- und Jugendpsychiatrie, Psychosomatik und Psychotherapie (KJPP) der Psychiatrischen Klinik Lüneburg

Rita Horvay, Alexander Naumann

Vorwort Rolf Sauer

Bibliografische Information der Deutschen Nationalbibliothek:

Die Deutsche Nationalbibliothek verzeichnet diese Publikation in der
Deutschen Nationalbibliografie; detaillierte bibliografische Daten sind im
Internet über http://dnb.dnb.de abrufbar.


© 2018 Rita Horvay, Alexander Naumann

Fotonachweis Umschlag: kwanchaift


Herstellung und Verlag:

BoD – Books on Demand, Norderstedt

ISBN: 9783752805833

# Inhaltsverzeichnis

## Vorworte

Sehr geehrte Damen und Herren,

das vorliegende Schutzkonzept der Klinik für Kinder- und Jugendpsychiatrie der Psychiatrischen Klinik Lüneburg ist ein wichtiger und notwendiger Schritt zu einem patientengerechteren Krankenhaus.

Nach den erfolgreichen Konzeptentwicklungen auf Bundesebene, Kinder und Jugendliche in Schule, Jugendhilfeeinrichtungen, Vereinen und Kliniken vor wie auch immer gearteten Übergriffen maximal zu schützen, werden wir die von uns entwickelten Vorgehensweisen in den nächsten Jahren hier schulen und im Alltag implementieren.

Die Standards für den Schutz von Kindern und Jugendlichen in Institutionen, die z. B. durch Expertengespräche am „Runden Tisch Sexueller Kindesmissbrauch" seit 2011 geschaffen worden sind, waren für unsere Ausarbeitungen grundlegend. Inzwischen sind diese Ausarbeitungen, die sowohl Präventions-, Interventions- und Aufarbeitungsmaßnahmen umfassen, z.B. für den Jugendhilfebereich verpflichtend.

Traurigerweise haben einige unserer Patientinnen und Patienten in ihrer Lebensgeschichte genau solche Erfahrungen wie Traumatisierung oder auch Vernachlässigung machen müssen, hier werden wir sie mit dem etablierten Schutzkonzept noch besser schützen können.

Das vorliegende Konzept – im Moment in seiner Ausführlichkeit und Detailliertheit bundesweit noch recht einmalig – zeigt

1

auch unser Verständnis einer kindeswohl- und patientenorientierten Behandlung in einem kommunalen Gesundheitsverbund.

Mein besonderer Dank gilt allen Mitarbeiterinnen und Mitarbeitern der Klinik für Kinder- und Jugendpsychiatrie, unserem Justiziar und allen anderen Beteiligten, die sich intensiv mit diesem Thema beschäftigt haben.

Lüneburg, im Juni 2018

Rolf Sauer

Geschäftsführer der Psychiatrischen Klinik Lüneburg gemeinnützige GmbH und der Gesundheitsholding Lüneburg GmbH

Liebe Mitarbeiterinnen und Mitarbeiter,

Sie halten die erste Fassung des Schutzkonzeptes unserer Klinik, der Klinik für Kinder- und Jugendpsychiatrie, Psychosomatik und Psychotherapie der PKL, in den Händen. Mit den von der deutschen Bundesregierung initiierten Runden Tischen „Sexueller Kindesmissbrauch in Abhängigkeits- und Machtverhältnissen in privaten und öffentlichen Einrichtungen und im familiären Bereich" 2010 und 2011 und dem Bundeskinderschutzgesetz vom 01.01.2012 wurden Handlungsleitlinien für Institutionen festgelegt, in denen Kinder und Jugendliche betreut, untergebracht oder therapeutisch behandelt werden. Die Deutsche Krankenhausgesellschaft (DKG) schloss im Februar 2016 mit dem Unabhängigen Beauftragten für Fragen des sexuellen Kindesmissbrauchs (UBSKM) der Bundesregierung eine Vereinbarung zur Initiative „Kein Raum für Missbrauch" ab.

Auch in Krankenhäusern steht die Verantwortung für den Schutz von Kindern und Jugendlichen, nicht zuletzt in der Kinder- und Jugendpsychiatrie, im Fokus der fachlichen Diskussion. Insofern entwickelten wir auch in unserer Klinik ein multiprofessionelles Konzept zum Schutz der Kinder und Jugendlichen vor Grenzverletzungen, Übergriffen und sexuellem Missbrauch.

Mit engagierter Unterstützung von Ihnen, nämlich den Mitarbeiterinnen und Mitarbeitern, die in ihren Teams, in den eingerichteten Arbeitsgruppen und in Gesprächen ihr Wissen und ihre Ideen eingebracht haben, haben wir das Konzept 2016 erarbeitet. Den Auftakt bildete eine Kick-Off-Veranstaltung im Februar 2016, der viele Treffen in Kleingruppen und drei weitere Workshops in der Arbeitsgruppe „Schutzkonzept" mit 26 Teilnehmerinnen und Teilnehmern aus dem Ärztlich-Therapeutischen Dienst (ÄTD) und dem Pflegerisch-Erzieherischen Dienst (PED) folgten.

Für die intensive Begleitung und Unterstützung des Entwicklungsprozesses unseres Schutzkonzepts möchten wir uns ganz herzlich bei allen Mitarbeiterinnen und Mitarbeitern bedanken. Durch das vorliegende Schutzkonzept entwickeln wir ein Problembewusstsein, wo Patientinnen und Patienten Risiken ausgesetzt sind. Daraus werden adäquate Maßnahmen abgeleitet. Wir sind zuversichtlich, dass sich hierdurch die Behandlungsqualität beträchtlich verbessert.

Lüneburg, im Juni 2018

Dr. Alexander Naumann    Stefan Olmützer    Dr. Rita Horvay

Chefarzt der Klinik für KJPP    Pflegedienstleitung bis 2017,Klinik- und Qualitätsmanagement    Wissenschaftliche Mitarbeiterin

# 1. Einleitung

Durch Schutzmaßnahmen zu Prävention, Intervention und Aufarbeitung soll unsere Institution zu einem sicheren Ort werden. „Sicherer Ort" bedeutet einerseits eine äußere Sicherheit, mit Hilfe von Regeln oder Handlungsplänen gesteuert, und andererseits eine innere Sicherheit, die u. a. durch eine Kultur der Achtsamkeit, Erfahrungen von Patientinnen und Patienten, Erfahrungen von Mitarbeitenden und Selbstwirksamkeit getragen wird.

Grundlegend für die Ausarbeitung der Schutzmaßnahmen war eine Analyse der Schutzfaktoren vor und Gefährdungsrisiken für Grenzverletzungen, sexualisierte Übergriffe oder sexuellen Missbrauch in der Klinik für Kinder und Jugendpsychiatrie und Psychotherapie (KJPP).

Ziel des Schutzkonzepts ist es den Kinderschutz in der Institution Klinik für KJPP der PKL durch Informationen, geregelte Verfahren und Fortbildungen zu manifestieren. Die entwickelten Standards sollen zur Handlungssicherheit bei den Mitarbeitenden führen und das langfristige Ziel einer Kultur der Achtsamkeit unterstützen.

Das Konzept ist nachhaltig angelegt. Es ist kein stabiles Regelwerk, sondern bedarf einer stetigen Aktualisierung. Es soll im Alltag der Professionen gelebt werden, und dementspre-

5

chend zum Schutze aller vor Grenzverletzungen, sexualisierten Übergriffen oder sexuellem Missbrauch kontinuierlich den Mitarbeitenden vermittelt sowie wirkungsorientiert evaluiert werden.

## 2. Begriffsbestimmungen

In diesem Kapitel werden alle relevanten Bezeichnungen im Zusammenhang mit dem Schutzkonzept erklärt. Diese sind nicht alphabetisch, sondern in der Konzeptionschronologie Prävention – Intervention – Aufarbeitung angeordnet. Nachstehend finden Sie die Begriffe

Schutzkonzept,

Präventionsbeauftragte,

Grenzverletzungen,

Übergriffe,

Sexueller Missbrauch,

Kinder- und Jugendlichenschutzbeauftragte,

Kinderschutzexperte,

Patientenfürsprecher/-in,

Beschuldigte,-r,

Betroffene,-r,

Unschuldsvermutung,

Handlungsplan,

Informationskette,

Gedächtnisprotokoll,

Klärungsteam und

Aufarbeitungsgremium erklärt.

Unter einem 'Institutionellen Schutzkonzept' versteht man die gebündelten Bemühungen einer Organisation, um den dort befindlichen jungen Menschen vor Übergriffen maximal geschützte Räume zu bieten. Schutzkonzepte zur Prävention, Intervention und Aufarbeitung sind ein Zusammenspiel aus

Analyse, strukturellen Veränderungen, Vereinbarungen und Absprachen sowie Haltung und Kultur einer Institution.

Die/Der Präventionsbeauftragte begleitet inhaltlich und strukturell das Schutzkonzept. Die Person informiert die Mitarbeitenden über das Schutzkonzept und neue Maßnahmen (Multiplikator). Sie soll den Mitarbeitenden der Klinik für KJPP als Ansprechpartner/-in für Maßnahmen und Verbesserungsvorschläge zum Schutzkonzept zur Verfügung stehen. Sie gibt Rückmeldung an die Mitarbeitenden zum Verlauf/ Status von angeregten Maßnahmen. Die Person koordiniert Schulungen und die personelle Besetzung der Beauftragtenfunktionen für den Kinder- und Jugendschutz und die Besetzung der nicht festgelegten Mitarbeitenden für das Aufarbeitungsgremium (s.u.).

Die Begriffserklärungen zu Grenzverletzungen sind an die Arbeiten von Enders und Eberhardt (Enders, Eberhard 2007; Enders, Kossatz, Kelkel, Eberhardt 2010) angelehnt und auf die Kinder- und Jugendpsychiatrie übertragen worden.
Grenzverletzungen sind allgemein alle Verhaltensweisen gegen Kinder und Jugendliche, die die persönlichen Grenzen der Kinder und Jugendlichen überschreiten und dabei über das Versorgungs- und Betreuungsverhältnis hinausgehen.
Grenzverletzungen werden in grenzüberschreitende Umgangsweisen und grenzüberschreitende, unfachliche Interventionen unterteilt.

a) Grenzüberschreitende Umgangsweisen sind im Falle der Kinder- und Jugendpsychiatrie:

- zu intime und körperliche Nähe und Berührungen im Alltag,
- Missachtung des respektvollen Umgangs (Bloßstellen, persönlich abwertende, sexistische, rassistische Bemerkungen),
- Missachtung der Schamgrenzen und sexuellen Normen in unterschiedlichen Kulturen,
- Missachtung der Grenzen zwischen den Generationen (mit Kosenamen ansprechen, Flirten),
- Missachtung der Grenzen der professionellen Rolle (Austausch von Zärtlichkeiten wie in Familie, Gespräche über intime Themen, über Sexualleben des Personals bzw. der Mitarbeitenden)
- und Ausnutzung der eigenen Machtposition, um die Wahrnehmung von Kindern und Jugendlichen, Mädchen und Jungen in Frage zu stellen.

b) Zu grenzüberschreitenden und unfachlichen Verhaltensweisen zählen im Bereich der Kinder- und Jugendpsychiatrie:

- Missachtung der körperlichen Grenzen von Kindern und Jugendlichen (z. B. bei notwendigen freiheitsentziehenden Maßnahmen, bei grenzüberschreitende Berührungen in der Pflege, Therapie und bei medizinischer Untersuchung),

- Missachtung der Intimsphäre und Belastbarkeit von Kindern und Jugendlichen,
- unangemessene Sanktionen,
- die persönlichen Grenzen überschreitende Gespräche oder Befragungen über Details z. B. von Gewalterfahrungen oder sexuellen Erfahrungen (außer im explizit therapeutischen Setting, z.b. Traumatherapie),
- Stigmatisierung als Opfer oder Kranke/Kranker.

Von grenzüberschreitenden Umgangsweisen spricht man, solange die Verhaltensweisen einmalig oder zufällig passiert sind.

Im Gegensatz zu Grenzverletzungen geschehen Übergriffe nicht zufällig, es sind Verhaltensweisen, die sich auch bei Kritik oder abwehrender Reaktion wiederholen und zur Kindeswohlgefährdung führen können. Übergriffe sind Zeugnis von fachlichen Mängeln oder vom Hinwegsetzen über gesellschaftliche/ kulturelle Normen.

Vom übergriffigen Verhalten spricht man ferner, wenn Opfer oder Zeugen für grenzüberschreitendes Verhalten abgewertet oder gemobbt werden.

Bei den Formen von übergriffigem Verhalten unterscheidet man

a) psychische Übergriffe und Verhaltensweisen, die massiv und wiederholt auftreten,

b) sexuelle Übergriffe ohne Körperkontakt, beispielsweise Spielanweisungen, durch die voyeuristisches Verhalten ermöglicht wird,

c) sexuelle Übergriffe mit Körperkontakt wie Forderung von Zärtlichkeiten bei Spielen oder im Rahmen der therapeutischen Behandlung

d) körperliche Übergriffe, die z. B. Ausdruck von Aggression sind,

e) sexualisierte Übergriffe, Gewalthandlungen mit sexueller Konnotation, bei denen die Machtdemonstration im Vordergrund steht,

f) materielle Ausbeutung durch Arbeitsaufträge zum eigenen Nutzen und

g) Vernachlässigung oder Verweigerung der Fürsorge.

Übergriffe sind häufig die Vorbereitung eines strafrechtlich relevanten Verhaltens. Zu diesen zählen insbesondere (Aufzählung nicht abschließend):

a) Körperverletzung;

b) sexueller Missbrauch/ sexuelle Nötigung/ Vergewaltigung/ Förderung sexueller Handlungen Minderjähriger/ Exhibitionismus/ Erregung öffentlichen Ärgernisses;

c) Nötigung.


<u>Sexueller Missbrauch</u> von Kindern und Jugendlichen ist nach näherer Maßgabe der Strafgesetze eine sexuelle Handlung, die an oder vor einer von den Strafgesetzen geschützten minderjährigen Person vorgenommen wird oder die der Täter/die

11

Täterin durch entsprechendes Bestimmen der minderjährigen Person an sich oder vor sich vornehmen lässt.

Sexuelle Nötigung ist die Durchsetzung sexueller Wünsche und Motive durch Ausübung eines willensbeugenden Zwangs. Der Täter oder die Täterin nutzt dabei seine/ihre Macht- und Autoritätsposition aus, um eigene Bedürfnisse auf Kosten des Kindes zu befriedigen.

Das Fotografieren oder Filmen von Missbrauchshandlungen ist eine besondere Form sexuellen Missbrauchs.

Kinder- und Jugendlichenschutzbeauftragte sind Ansprechpartnerinnen/-partner für die Patientinnen und Patienten zu den Themen Grenzverletzungen, Übergriffe und sexueller Missbrauch innerhalb der Klinik für KJPP. Sie nehmen regelmäßig an Fortbildungen zum Thema Kinderschutz teil und geben Verbesserungsvorschläge zum Schutzkonzept (weiter) an die Präventionsbeauftragte.

Eine Kinderschutzexpertin/ein Kinderschutzexperte ist eine externe Person, die aufgrund ihrer beruflichen Tätigkeit und ihrer Erfahrungen im Bereich des Kinderschutzes, ehrenamtlich in beratender Funktion die Klinik für KJPP) unterstützt. Mit ihr wird im Rahmen einer Kooperationsvereinbarung zusammengearbeitet.

Das Niedersächsische Krankenhausgesetz sieht unter § 16 vor, dass in jedem Krankenhaus das Amt einer Patientenfürsprecherin/eines Patientenfürsprechers einzurichten ist: „Die Patientenfürsprecherin oder der Patientenfürsprecher hat die Aufgabe, das Vertrauensverhältnis zwischen den Patientinnen und Patienten sowie ihren Angehörigen einerseits und dem Krankenhaus sowie den dort Beschäftigten andererseits zu fördern und dadurch auch zur Sicherung und Weiterentwicklung der Qualität der vom Krankenhaus erbrachten Leistungen beizutragen." (NKHG 19.01.2012)

Der/die Betroffene ist das Subjekt der Grenzverletzung, des Übergriffes oder des sexuellen Missbrauchs. Der/die Betroffene wird zu einem Opfer, wenn er/sie durch ein Ereignis – Grenzverletzung, Übergriff oder sexueller Missbrauch – unmittelbar oder mittelbar physisch und/oder psychisch geschädigt wurde.

Formell ist die Person als Beschuldigte/-r zu bezeichnen, die konkret verdächtigt wird, eine Handlung im Sinne einer Grenzverletzung, eines Übergriffes oder sexuellen Missbrauchs begangen zu haben und gegen die die Klinikleitung der KJPP der Maßnahmen einleitet.

Die Beschuldigte bzw. der Beschuldigte gilt als unschuldig, bis das Gegenteil erwiesen ist. Diese Haltung muss sich im Umgang mit der Person in jeder Hinsicht abbilden.

Der Handlungsplan ist ein Flussdiagramm, in dem das Vorgehen für Mitarbeitende, (Sofort-)Maßnahmen in Bezug auf Intervention und Aufarbeitung sowie Verantwortlichkeiten dargestellt sind.

Die Informationskette, wer wen unter Berücksichtigung der unterschiedlichen Berufsgruppen und Hierarchieebenen zu informieren hat, ist als Standard eingeführt. Mitarbeitende sollten bei Vermutung auf Grenzverletzung, Übergriff und sexuellem Missbrauch sofort die/den nächsten Vorgesetzten informieren, Hilfe und Unterstützung bei Kolleginnen/Kollegen suchen, ggf. die Polizei verständigen. Die/der nächste Vorgesetzte hat zur Aufgabe zeitgleich die Stationsleitungen des Ärztlich-therapeutische Dienstes und des Pflege- und Erziehungsdienstes, die Stationsoberärztin/ den Stationsoberarzt und die Klinikleitung der Klinik für KJPP der PKL zu informieren. Entsprechend des Vorkommnisses ist der Informationszeitraum in *sofort*, *unverzüglich* und *mit Beginn der nächsten regulären Kernarbeitszeit* unterteilt.

Das Gedächtnisprotokoll ist eine Berichtsform für das Darstellen einer beobachteten Situation, in der es um Grenzverletzung, Übergriff oder sexuellen Missbrauch geht. In dem Bericht schreibt die Person, was sie gesehen hat, wer involviert ist und wann es passiert ist.

Es wird zeitnah eine Gruppe von Mitarbeitenden im Klä-rungsteam zusammengerufen, die dem Vorwurf/Verdacht von Grenzverletzung, Übergriff oder sexuellem Missbrauch nach-geht.

Obligatorische Mitglieder des Klärungsteams sind:

- Chefarzt der Klinik für KJPP
- Pflegerische Dienstleitung (Ausnahme KJ-Institutsambulanzen) der Klinik für KJPP
- Oberarzt der Behandlungseinheit
- Stationsleitung des Ärztlich-therapeutischen Dienstes der Behandlungseinheit
- Stationsleitung des Pflege- und Erziehungsdienst der Behandlungseinheit (Ausnahme KJ-Institutsambulanzen)
- Fachtherapie, direkte Vorgesetzte/ direkter Vorgesetz-ter (wenn die Beschuldigte/der Beschuldigte zur Fachtherapie gehört)
- eine Kinder- und Jugendlichenschutzbeauftragte/ ein - beauftragter der Klinik für KJPP

Wird die beschuldigte Person dazu eingeladen, kann sie ein Mitglied des Betriebsrates mitbringen.

Das Klärungsteam wird i.d.R. umgehend nach Bekanntwerden eines Vorfalls von der direkten Vorgesetzten/ dem direkten Vorgesetzten der/des beschuldigten Mitarbeitenden einberu-fen und sollte nach Möglichkeit am folgenden Werktag tagen.

Gibt es ein Gedächtnisprotokoll, sollte dies mit einbezogen werden. Die Klärung des Vorfalls wird protokolliert.

Dem Aufarbeitungsgremium unterliegt die Aufgabe, bei besonderen Vorkommnissen von sexualisierter Gewalt das Geschehene aufzuarbeiten. Das Gremium untersucht, wie es zu dem Vorfall kommen konnte und welche Strukturen und Mängel ihn begünstigt haben. Die Personen, die fälschlicherweise der Vermutung auf Grenzverletzung etc. ausgesetzt waren, werden durch entsprechende Maßnahmen rehabilitiert. Die Analysen des Gremiums haben zum Ziel, Strukturen so zu verändern, dass der Schutz aller vor Grenzverletzungen, potenziellen Übergriffen und potenziellem sexuellen Missbrauch in der Klinik für KJPP verbessert wird. Das Aufarbeitungsgremium wird von wenigen festen Beauftragten aus verschiedenen Berufsgruppen geleitet und von diesen nach jedem Vorfall einberufen.

## 3. Reichweite des Konzepts

Das Schutzkonzept hat innerhalb der Klinik für KJPP der PKL Gültigkeit.

Zunächst dient es dem Schutz von Patientinnen und Patienten vor Grenzverletzungen, Übergriffen und sexuellem Missbrauch durch Mitarbeitende der Klinik für KJPP.

In weiteren Schritten wird das Konzept auf den Schutz vor Grenzverletzungen, Übergriffen und sexuellem Missbrauch durch Patientinnen und Patienten auf Patientinnen/Patienten sowie auf Mitarbeitende ausgeweitet.

# 4. Generelle Schutzfaktoren zum Schutz vor Grenzverletzungen und sexuellem Missbrauch in einer Klinik für KJPP

Im folgenden Kapitel sind generelle Schutzfaktoren aufgeführt, die maßgebend für die Vermeidung sexuellen Missbrauchs in einer kinder- und jugendpsychiatrischen Klinik sind.

Diese Schutzfaktoren können in Raum- und Geländestrukturen, institutionelle Strukturen, Fachwissen und Fortbildung, externes Coaching und Supervision, Haltung der Mitarbeitenden und Ansprechpersonen kategorisiert werden.

In Bezug auf die Gelände- und Raumgestaltung sind angemessene Arbeitsplatzgestaltung und angemessene Raum- und Geländegestaltung für die Patientinnen und Patienten wie auch für die Mitarbeitenden von Bedeutung.

Zu den Schutzfaktoren bezüglich der institutionellen Struktur zählen:
- transparente Gestaltung institutioneller Strukturen,
- institutionelle Regeln (Leitbild, Verhaltenskodex, Schutzkonzept),
- Arbeitsanweisungen,
- Dienstbesprechungen,
- institutionelle Präventionsmaßnahmen im Bewerbungsverfahren,

- institutionelle Präventionsmaßnahmen im Einstellungs- verfahren,
- Orientierung für die Arbeitsgestaltung mittels Arbeits- platzbeschreibungen und Einarbeitung anhand Einarbei- tungsleitfaden,
- Beschwerdemanagementsysteme,
- Präventionsangebote für Mitarbeitende und Patientin- nen/Patienten,
- Verfahrensregeln zum Umgang mit Übergriffen und straf- rechtlich relevanten Formen von sexuellem Missbrauch
- Transparenz der pädagogischen, medizinischen, (fach)therapeutischen und pflegerischen Arbeit innerhalb der Klinik,
- Partizipation der Mitarbeitenden bei der Entwicklung von pädagogischen Konzepten und
- Thematisierung der Kinderrechte.

Zu den Schutzfaktoren Fachwissen und Fortbildung zählen:
- fachliche Qualifikationen der Mitarbeitenden,
- Förderung der fachlichen Weiterentwicklung der Mitarbei- tenden,
- Weiterbildung in Aspekten des Kinderschutzes und
- Nähe-Distanz-Balancierung.

Externes Coaching und Supervision sind weitere bedeutende Eckpfeiler von Schutzfaktoren in einer Institution.

Unter persönliche Haltung der Mitarbeitenden sind die Faktoren

- Achtsamkeit und ethische Grundwerte,
- angemessener Kommunikationsstil unter den Mitarbeitenden und
- angemessene, nicht sexualisierende Kleidung der Mitarbeitenden als schützende Faktoren gebündelt.

Darüber hinaus sind institutionsinterne Ansprechpersonen für Mitarbeitende und für Patientinnen und Patienten, niederschwellige Informationen zu Fragen des Kinderschutzes wie auch Informationen zu Anlaufstellen als weitere Schutzfaktoren zu benennen.

# 5. Präventive Maßnahmen

## 5.1 KJPP-Leitbild/ Verhaltenskodex

Die Klinik für KJPP hat ein Leitbild ausgearbeitet, in dem verbindliche Verhaltensregeln zu Kindeswohl, Handlungszielen, Schutzfunktion, Führungsstil und Umgangsregeln aufgeführt sind (vgl. S. 46f).

Alle Mitarbeitenden (auch ehrenamtlich Tätige, PraktikantInnen, HospitantInnen, HelferInnen im Freiwilligen Sozialen Jahr (FSJ)) erhalten eine Anfertigung des Verhaltenskodex. Der Verhaltenskodex ist von allen Personen durch Unterzeichnung anzuerkennen. Der unterzeichnete Verhaltenskodex wird unter Beachtung der geltenden arbeits- und datenschutzrechtlichen Bestimmungen abgelegt. Der Verhaltenskodex findet in den Arbeitsplatzbeschreibungen Erwähnung.

## 5.2 Persönliche Eignung

Die Leitung des ÄTD und des PED trägt Verantwortung dafür, dass nur Menschen in der Klinik für Kinder- und Jugendpsychiatrie eingesetzt werden, die über die erforderlichen fachlichen Fähigkeiten als auch über die persönliche Eignung verfügen. Die Personalverantwortlichen der Klinik für KJPP tragen das Thema Prävention gegen sexualisierte Gewalt ins Vorstellungsgespräch und in die Personalgespräche. Alle Mitarbeitenden werden in der Pflichtfortbildung zur Thematik geschult.

Alle zusätzlich temporär arbeitenden Personen in der Klinik für KJPP der PKL, wie etwa Sitzwachen, werden im Dokument Informationen für Aushilfen im Pflegedienst (DMS 0033264) über das Schutzkonzept informiert.

## 5.3 Zusatzvereinbarung

Nachdem das Bundeskinderschutzgesetz (2012) in Kraft getreten ist, wurde als präventive Maßnahme in der Klinik für KJPP im Bereich Personalmanagement das Vorlegen eines erweiterten polizeilichen Führungszeugnisses bei Einstellung in den Dienst der PKL eingeführt. Vom Schreibdienst oder technischen Dienst wird bei Aufnahme der Beschäftigung weiterhin ein einfaches Führungszeugnis verlangt.

Diese Maßnahmen werden nun durch eine Erklärung der neu einzustellenden Mitarbeitenden erweitert (vgl. S. 49). Darin versichern sie, dass sie nicht wegen einschlägiger Paragraphen verurteilt sind und deswegen auch kein Ermittlungs- und Voruntersuchungsverfahren gegen sie eingeleitet worden ist. Ebenso verpflichten sie sich mit der Unterschrift, den Arbeitgeber sofort darüber in Kenntnis zu setzen, wenn ein Verfahren nach entsprechenden Paragraphen eröffnet worden ist. Die entsprechenden Paragraphen sind Inhalt des einfachen und erweiterten Führungszeugnisses und werden den Mitarbeitenden als Informationsblatt ausgehändigt. Zu dem Personenkreis zählen auch ehrenamtlich Tätige, PraktikantInnen, HelferInnen im Freiwilligen Sozialen Jahr (FSJ).

Die Abgabe des erweiterten Führungszeugnisses wird erst seit wenigen Jahren bei Neueinstellungen in die Klinik für KJPP der PKL eingefordert. Den bundesweiten Empfehlungen (Runde Tische, UBSKM, DKG) entsprechend sollte diese Regelung schnellstmöglich auch auf alle Beschäftigten in der Klinik für KJPP ausgeweitet werden, nicht nur auf die neu Eingestellten. Diesbezüglich sucht das Steuerungsteam des Schutzkonzeptes das Gespräch mit allen Beteiligten.

## 5.4 Beschwerdewege und Anlaufstellen

Bei der Aufnahme werden die Patientinnen und Patienten über ihre Rechte und Pflichten informiert. Hierzu zählen auch Maßnahmen zum Schutz vor sexualisierter Gewalt.

Innerhalb der Klinik haben Mitarbeitende, Patientinnen und Patienten sowie ihre Angehörigen die Möglichkeit über verschiedene Wege Ideen, Anregungen und Kritik weiterzugeben. Grenzverletzendes Verhalten von Seiten des Klinikpersonals, der Mitpatientinnen und -patienten oder anderer Menschen ist ebenso darin eingeschlossen.

Bisherige Anlaufstellen sind:

➢ Persönliches Ansprechen von Mitarbeitenden der Klinik für KJPP

➢ PatientenfürsprecherIn

- Lob- und Beschwerdemanagement
- Kinder- und Jugendlichen- sowie Eltern-Patienten-Zufriedenheitsbogen BesT (mit spezifischen Fragen zu Übergriffsituationen)
- CIRS (Critical Incident Reporting System), ein "Beinahe-Fehler-Melde-System"

Diese Maßnahmen werden durch die Etablierung von Beauftragten erweitert. Die Klinikleitung der Klinik für KJPP ernennt Personen, die fachkompetente Ansprechpersonen für Patientinnen und Patienten sowie für Angehörige und Mitarbeitende sind und bei Klärung der angezeigten Situationen hinzugezogen werden können:

- Kinder- und Jugendlichenschutzbeauftragte für die Stationen und für die Ambulanzen
- Präventionsbeauftragte bei Anregungen und Fragen zum Schutzkonzept

Die Kinder- und Jugendlichenschutzbeauftragten sind in Kinderschutzfragen und Kinderrechten geschult. Die beauftragten Ansprechpersonen werden den Patientinnen und Patienten sowie deren Angehörigen bekannt gemacht.

Die Klinikleitung der Klinik für KJPP ernennt eine Ombudsperson in Form eines Kinderschutzexperten, die außerhalb der Klinik arbeitet und der Klinik in beratender Funktion zur Verfügung steht.

Den Patientinnen und Patienten stehen darüber hinaus lokale, regionale und bundesweite Hilfeportale und Kontaktstellen zur

Verfügung, die im Flyer „ Deine Rechte" aufgeführt sind und auf den Stationen und in den Ambulanzen ausliegen.

In den Wartebereichen der Stationen werden Plakate zum Thema Kinderrechte (vgl. S. 52) mit Verweis auf die Anlaufstellen in der Klinik für KJPP (vgl. S. 51) aufgehängt.

## 5.5 Schulung

Das Schutzkonzept wird integraler Bestandteil der Aus- und Fortbildung aller Mitarbeitenden (einschließlich ehrenamtlich Tätiger und Freiwilliger des Bundesfreiwilligendienstes) und ist verpflichtend. Die Lehrerinnen und Lehrer der Klinikschule werden zur Fortbildung eingeladen.

Die Klinikleitung der Klinik für KJPP informiert die Mitarbeitenden über Fortbildungsveranstaltungen im Rahmen des Schutzkonzeptes.

Die Schulung soll maßgeblich zu einer gelebten Kultur der Achtsamkeit beitragen.

Die Schulungsmaßnahmen dienen der Sensibilisierung und der Vermittlung grundlegender Informationen zur Thematik.

Die Leitung der Klinik für KJPP entscheidet, welche Mitarbeitenden in welchem Umfang geschult werden.

Die bzw. der Präventionsbeauftragte organisiert die Fortbildung, evaluiert diese und koordiniert den Einsatz und die Zusammenarbeit der SchulungsreferentInnen und MultiplikatorInnen.

Zu den Schulungsreferenten zählen hausinterne Mitarbeitende mit entsprechenden fachlichen Vorerfahrungen sowie externe Fachkräfte (z. Bsp. aus Beratungsstellen). Die Klinikleitung der Klinik für KJPP und die/der Präventionsbeauftragte/-r entscheiden über die Auswahl der ReferentInnen und MultiplikatorInnen.

Das Schulungskonzept umfasst Module zu Basiswissen, konzeptionellen Maßnahmen und Selbstreflexion:

➤ Institutioneller Kinderschutz und Professionsethik
➤ Basiswissen zu Epidemiologie, Definitionen, Gesetzen, Straftatbeständen
➤ Wahrnehmungskompetenz und Nähe-Distanz-Balance
➤ Sexualpädagogische Kompetenz
➤ Institutionelle Schutz- und Risikofaktoren
➤ Institutionelle Präventionsmaßnahmen
➤ Institutionelle Interventionsmaßnahmen
➤ Institutionelle Aufarbeitungsmaßnahmen

## 5.6 Maßnahmen zur Raumgestaltung

Risikobereiche in der Raumgestaltung werden umstrukturiert. Dazu zählt u.a., dass in den Kellerbereichen der Zugang zum Gängesystem verschlossen gehalten wird, die Außentür der Schule nicht offen steht, Sicherheitskästen verschlossen und Räume entsprechend der Raumbücher beschriftet sind.

Die Mitarbeitenden werden in den Schulungen für Risikoräume und -nischen sensibilisiert, die baulich nicht verändert werden können.

## 5.7 Verhaltensregeln für Mitarbeitende

Die Klinikleitung der Klinik für KJPP implementiert u.a. Verhaltensregeln für die Mitarbeitenden zu

➢ Sprache und Wortwahl in Gesprächen zwischen den Mitarbeitenden, mit den Patientinnen und Patienten sowie den Angehörigen,

➢ adäquate Gestaltung von Nähe und Distanz,

➢ Angemessenheit von Körperkontakten,

➢ Beachtung der Intimsphäre,

➢ Umgang mit ehemaligen Patientinnen und Patienten und

➢ Kleidungsstil.

In einem Ampelsystem sind alle Regeln für die Mitarbeitenden systematisiert (vgl. S. 48).

## 5.8 Arbeitsanweisung

Eine neu entstandene Arbeitsanweisung bezieht sich auf die Geschlechtssensibilität in den Bereichen Hygienetraining, körperliche Untersuchung, körperliches Absuchen und Fixierung (vgl. S. 50). Unter Berücksichtigung des Mitspracherechts der Patientin/ des Patienten tragen im Mehr-Augen-Prinzip mindestens zwei Mitarbeitenden bei pflegerischen, diagnostischen oder medizinischen Maßnahmen im Intimbereich Verantwortung. Eine geschlechtssensible und gleichgeschlechtliche Betreuung und insbesondere das Mitspracherecht der Patientin/des Patienten stehen dabei im Vordergrund.

## 5.9 Maßnahmen zur Stärkung von Kindern und Jugendlichen

Auf den Stationen gelten für Patientinnen und Patienten Stationsregeln, die diese bei Aufnahme ausgehändigt bekommen.

In der stationären Arbeit kommen bestärkende Ansätze zum Einsatz, durch die die Kinder und Jugendlichen im Bewusstsein ihrer Rechte und im positiven Erleben ihres Körpers gestärkt werden. Dafür werden niederschwellige Angebote für Mädchen und Jungen implementiert, die durch geschlechtssensible Herangehensweisen und unter Berücksichtigung kultureller Unterschiede sensibilisieren und bestärken sollen. Ein Beispiel ist das Konzept für eine Mädchengruppe, bei dem Themen wie Körper und Sexualität eine Rolle spielen.

In der Klinik liegen wie bereits beschrieben Flyer zu den Kinderrechten aus und auf jeder Station der Klinik für KJPP hängt ein Plakat dazu aus, auf dem auch die Ansprechpersonen der Klinik verzeichnet sind.

Den Stationen werden grundlegende Informationen zur Sexualbildung und Flyer zu Sexualerziehung und –aufklärung zur Verfügung gestellt. Auf einer Station wurde dazu ein umfangreicher Ordner erstellt. Des Weiteren kann man dort einen Aufklärungskoffer mit Anschauungsmaterial ausleihen.

## 5.10 Präventionsbeauftrage

Der/dem Präventionsbeauftragten obliegt die Aufgabe die Konzepterstellung und -erweiterung zu begleiten und die Fortbildung der Mitarbeitenden der Klinik für KJPP zu koordinieren. Sie/er prüft ferner die personelle Besetzung der Beauftragtenfunktionen für den Kinder- und Jugendschutz und für die Aufarbeitung.

## 5.11 Qualitätssicherung der Umsetzung

Die Klinik für Kinder- und Jugendpsychiatrie stellt sicher, dass die Patientinnen und Patienten, ihre Erziehungs- und Sorgeberechtigten bzw. gesetzliche Betreuer über die Schutzmaßnahmen informiert werden und die Möglichkeit haben, Kritik, Anregungen und Ideen an die Klinikleitung der KJPP weiterzugeben.

Die Schutzmaßnahmen werden wirkungsorientiert evaluiert und regelmäßig auf ihre strukturelle Aktualität, Angemessenheit und Zweckmäßigkeit überprüft.

Gab es einen Vorfall in der Klinik der KJPP, prüft ein Aufarbeitungsgremium, ob die Intervention geeignet war und das Präventions- und Interventionskonzept geändert werden muss.

## 6. Intervention

Oberste Priorität ist der Schutz aller Beteiligten, vornehmlich der der betroffenen Kinder und Jugendlichen. Sollte eine Mitarbeiterin oder ein Mitarbeiter die Vermutung haben, dass eine Grenzverletzung oder ein Übergriff vorliegt, sollte sie/er alle damit zusammenhängenden Beobachtungen zu den beteiligten Personen, zu Hergang/Handlung, Ort und Zeitpunkt protokollieren. Dieses Protokoll ist als Gedächtnisprotokoll definiert (vgl. S. 57).

Für die Intervention wurde ein Handlungsplan bei Grenzverletzungen, Übergriffen oder sexuellen Missbrauch entwickelt. Der Handlungsplan sieht nachstehende Ebenen und Inhalte vor: Prozess Informationskette, Klärung von Sofortmaßnahmen durch Chefarzt/-ärztin und Pflegedienstleitung, Einberufung des Klärungsteams zur Prüfung des Sachverhalts und internes Aufarbeitungsverfahren im Aufarbeitungsgremium (vgl. S. 55f).

## 7. Berichtswesen bei Verletzung der (sexuellen) Selbstbestimmung Minderjähriger

Das Ziel des Berichtswesens bei Verletzung der (sexuellen) Selbstbestimmung ist die systematische Informationsweise bei eigenem oder beobachtetem Fehlverhalten von Mitarbeitenden bzw. Rückmeldungen von Patientinnen/Patienten, Angehörigen, Betreuerinnen/Betreuern und weiteren Personen bei entsprechenden Vorkommnissen (vgl. S. 59ff).

Jede Mitarbeiterin und jeder Mitarbeiter hat die Verpflichtung, eigenes oder beobachtetes Fehlverhalten im Sinne der auf S. 8 - 12 aufgeführten Definitionen anzusprechen und unverzüglich an die Abteilungsleitung zu melden.
Zum Festhalten der eigenen Beobachtungen soll jede Mitarbeiterin bzw. jeder Mitarbeiter das Gedächtnisprotokoll ,Schutzkonzept' nutzen.

Über jedes besondere Ereignis ist unmittelbar der Dienstvorgesetzte zu unterrichten. Der Dienstvorgesetzte informiert die KJPP-ÄTD und PED-Stationsleitung, den Stationsoberarzt und zeitgleich die Klinikleitung der KJPP. In Zweifelsfällen soll vorsichtshalber eher vom Bestehen einer Bedrohungslage bzw. eines besonderen Vorkommnisses ausgegangen werden und dieses dann entsprechend gemeldet werden.
Die Dringlichkeit der Meldung richtet sich nach drei Kategorien:

| | |
|---|---|
| „Sofort" | unabhängig der Regelarbeitszeit, auch an Sonn- und Feiertagen |
| „Unverzüglich" | in der Zeit zwischen 7.00 und 22.00 Uhr |
| „Mit Beginn" | der nächsten regulären Kernarbeitszeit |

Meldungen von Dritten, wie z.B. den Sorgeberechtigten, Betreuern, Patientenfürsprecher, und dem Kind / Jugendlichen müssen mit der gleichen Sorgfalt und Konsequenz unverzüglich weitergeleitet werden. Dies stellt damit eine Ergänzung zu den bestehenden Meldesystemen wie CIRS oder Lob- und Beschwerdemanagement dar. Diese Systeme werden dadurch aber nicht ersetzt.

Alle Mitarbeitenden sind dazu aufgefordert, Meldungen bzw. eigene Beobachtungen bei Verletzung der (sexuellen) Selbstbestimmung von Kindern und Jugendlichen weiterzuleiten. Die Rechtsabteilung der PKL berät bei strafrechtlich relevanten Vorkommnissen und verfolgt diese weiter.

## 8. Aufarbeitung

Bei jedem Fall einer unzulässigen Grenzüberschreitung gegenüber einer Patientin bzw. eines Patienten oder eines entsprechenden Vorwurfs findet eine Intervention dazu statt. Nach Abschluss der Intervention wird ein Aufarbeitungsgremium einberufen, das prüft, ob

1. gfs. Rehabilitationsmaßnahmen einzuleiten sind,
2. die Intervention geeignet war,
3. das Präventions- und
4. Interventionskonzept geändert werden muss.

Das Aufarbeitungsgremium wird von wenigen festen und geeigneten Beauftragten aus verschiedenen Berufsgruppen geleitet und von diesen nach jeder Intervention einberufen. Es sind immer einzuladen:

1. die Patientenfürsprecher/-in der Klinik für KJPP,
2. die/der Justiziar/-in der PKL,
3. Chefarzt/-ärztin bzw. Stellvertreter/-in,
4. Pflegedienstleitung,
5. Stations- oder Ambulanzleitung des Ärztlich-Therapeutischen Diensts, ggfls. Stationsleitung des Pflege- und Erziehungsdiensts
6. und ein/-e Vertreter/-in des Betriebsrates, sofern die/der Beschuldigte ein/-e Mitarbeitende/-r war.

Der/die Aufarbeitungsbeauftragte und auch die Präventionsbeauftragte schlagen der Klinikleitung vor, wer zu dem Gremium ggfs. noch fallbezogen einzuladen ist.
Das Gremium findet in einem angemessenen zeitlichen Ab-
stand zum Vorfall statt.

Bei Notwendigkeit der Rehabilitation ist es das Ziel, die Ver-
trauensbasis unter den Mitarbeitenden wieder herzustellen
und die/den Betroffenen wieder arbeitsfähig zu machen. Der
Fokus liegt dabei auf unterstützenden Maßnahmen für die
Wiederaufnahme der Arbeit der/des Betroffenen. Folgende
Punkte werden dabei beachtet:
Bei der Rehabilitation wird die gleiche Intensität und Korrekt-
heit aufgewendet wie bei der Intervention. Ist die Vermutung
ausgeräumt, initiiert das Aufarbeitungsgremium die Löschung
aller Vorgänge und gefertigten Dokumentationen zum Vorfall.
Die Vermutung gilt somit arbeitsrechtlich als nie vorgekom-
men, sodass dieser in keinen Dokumenten Erwähnung findet.
Alle Personen/Dienststellen, die bei der Intervention involviert
waren, werden über die unbegründete Vermutung informiert.

Das Aufarbeitungsgremium stimmt die Rehabilitationsschritte
mit der betroffenen Person ab. Das Aufarbeitungsgremium
bietet der betroffenen Person unterstützende Maßnahmen wie
Team-/Supervision an. Auch ein Team- oder Standortwechsel
sollte der betreffenden Person angeboten werden.

Ziel der Überprüfung der Präventions- und Interventionsmaß-nahmen ist es, anhand eines Vorfalls alle Maßnahmen dahin-gehend zu untersuchen, an welchen Stellen das Schutzkon-zept und die damit zusammenhängenden implementierten Maßnahmen noch verbessert werden müssen.

## 9. Implementierung in das Qualitätsmanagement

Die Ausarbeitung des Konzepts wurde vom klinikinternen Qualitätsmanagement unterstützt. Bei der Umsetzung des Konzepts lenkt das Qualitätsmanagment der Klinik alle relevanten Dokumente und implementiert sie mit Hilfe der Qualitätsbeauftragten der Klinik in das bestehende System. Die Regelungen des Qualitätsmanagements zum Schutz der Patientinnen und Patienten vor Grenzverletzungen, Übergriffen und sexuellem Missbrauch sind für die Klinik für Kinder- und Jugendpsychiatrie, Psychosomatik und Psychotherapie verbindlich.

Im Qualitätsmanagement-Handbuch sind Dokumente zur Arbeitsorganisation und Prozesse, Standards, Leitlinien sowie Checklisten oder Formulare zum Arbeitsablauf hinterlegt.

Mit dem Schutzkonzept, das in der Lenkung als Leitlinie geführt wird, werden Standards (Zusatzvereinbarung Einstellungsverfahren; Informationskette; Standard zur geschlechtsseniblen Betreuung und Behandlung) die Leitlinie zum Leitbild in der Klinik für KJPP der PKL, Prozesse (Handlungsplan bei Grenzverletzungen, Übergriffen und Sexuellem Missbrauch; Berichtswesen bei Grenzverletzungen, Übergriffen und Sexuellem Missbrauch; Anlaufstellen der Klinik für KJPP der PKL) und Formulare (Protokollvorlage Gedächtnisprotokoll; Protokollvorlage für das Klärungsteam;

Regeln für Mitarbeitende in der Klinik für KJPP der PKL) eingepflegt. Diese sind im Anhang ab Seite 46 einsehbar.

# *Literaturverweise*

BMJ, BMFSFJ, BMBF(2012): Runder Tisch Sexueller Kindesmissbrauch in Abhängigkeits- und Machtverhältnissen in privaten und öffentlichen Einrichtungen und im familiären Bereich. Abschlussbericht. [Zugriff am: 07.06.2017]. Available from: http://www.bmjv.de/SharedDocs/Downloads/ DE/Fachinformationen/Abschlussbericht_RTKM.pdf?__blob=publicationFile., 267 Seiten

Deutsche Krankenhausgesellschaft (2016): Vereinbarung zwischen der Deutschen Krankenhausgesellschaft (DKG) und dem Unabhängigen Beauftragten für Fragen des sexuellen Kindesmissbrauchs (UBSKM). [Zugriff: 07.06.2017]. Available from: http://www.dkgev.de/media/file/23526.RS151-16_Anlage_1_Vereinbarung_DKG_UBSKM.pdf, 12 Seiten

Enders, Ursula; Eberhardt, Bernd (2007): Schutz von Jugendlichen in der Jugendsozialarbeit vor Grenzverletzungen durch Mitarbeiter und Mitarbeiterinnen. Eine Expertise im Auftrag des Deutschen Rotes Kreuz Generalsekretariat. Zartbitter e.V.. [Zugriff am 15.03.2017], Available from: http://www.zartbitter.de/0/Eltern_und_Fachleute/schutz_vor_missbrauch_in_d er_jugendsozialarbeit.pdf , 27 Seiten

Enders, Ursula; Kossatz, Yücel; Kelkel, Martin; Eberhardt, Bernd (2010): Zur Differenzierung zwischen Grenzverletzungen, Übergriffen und strafrechtlich relevanten Formen der Gewalt im pädagogischen Alltag. Zarbitter e.V.. [Zugriff am 15.03.2017] http://www.praevention-bildung.dbk.de/fileadmin/redaktion/ praevention/microsite/Downloads/Zartbitter_GrenzuebergriffeStraftaten.pdf., 9 Seiten

Ethik-Kommission der Fachgesellschaften und Fachverbände für Kinder- und Jugendpsychiatrie, Psychosomatik und Psychotherapie (2013): Stellungnahme der Ethikkommission zu den Leitlinien des Runden Tisches. [Zugriff am 08.06.2017] available from: http://www.dgkjp.de/images/files/

stellungnahmen/2013/stn-Ethikkommission-LL-Runder%20Tisch.pdf. 3 Seiten

Fegert; Jörg M., Alroggen, Marc; Schloz, Carolin (2017): Besonderheiten bei der Umsetzung von Schutzkonzepten in Kliniken. In: Wolff, M.; Schröer, W.; Fegert, J. M. (2017): Schutzkonzepte in Theorie und Praxis. Ein beteiligungsorientiertes Werkbuch. Beltz Juventa, S. 228 - 232

Fegert, Jörg M.; Wolff, Mechthild (2017): Kompendium „Sexueller Missbrauch in Institutionen". Entstehungsbedingungen, Prävention und Intervention. Beltz Juventa

Fegert, Jörg M.; Hoffmann, U.; König, E.; Niehues, J.; Liebhardt, H. (2015): Sexueller Missbrauch von Kindern und Jugendlichen. ein Handbuch zur Prävention und Intervention für Fachkräfte im medizinischen, psychotherapeutischen und pädagogischen Bereich. Springer

Horvay, Rita; Naumann, Alexander (2017): Kinderschutz in der Kinder- und Jugendpsychiatrie. Zur Etablierung eines Schutzkonzeptes in einer Klinik für Kinder- und Jugendpsychiatrie. In: Kinder- und Jugendschutz in Wissenschaft und Praxis, 4/2017, S. 154 - 160

Keller, Ferdinand; Fegert, Jörg M.; Naumann, Alexander (2018): Dimensionen und Zusammenhänge des Fragebogens „BesT": Zur Behandlungszufriedenheit von Jugendlichen und Eltern mit einer stationären- jugendpsychiatrischen Therapie. Eingereicht bei: Zeitschrift für klinische Psychologie und Psychotherapie

Keller, Ferdinand; Peter, Susanne; Fegert, Jörg M.; Naumann, Alexander; Goldbeck, Lutz (2006). Behandlungsbewertungen von Jugendlichen im Verlauf einer stationär psychiatrischen Behandlung. In. Zeitschrift für Kinder- und Jugendpsychiatrie und Psychotherapie, 34, 367-376

Kindler, Heinz; Schmidt-Ndasi, Daniela (2011): Wirksamkeit von Maßnahmen zur Prävention und Intervention im Fall sexueller Gewalt gegen Kinder. Expertise im Rahmen des Projekts „Sexuelle Gewalt gegen Mädchen und Jungen in Institutionen". DJI München

Naumann, Alexander; Konopka Lilli, Keller, Ferdinand (2001): Entwicklung eines Fragebogens zur Patientenzufriedenheit in der Kinder- und Jugendpsychiatrie - methodische und inhaltliche Aspekte. In: Satzinger Walter, Trojan Alf, Kellermann-Mühlhof Petra (Hrsg.): Patientenbefragung in Krankenhäusern. Konzepte, Methoden, Erfahrungen. Asgard Verlag, Sankt Augustin, 2001, Seite 251 – 259

Niedersächsisches Krankenhausgesetz (NKHG) vom 19. Januar 2012, § 16 Patientenfürsprecherin und Patientenfürsprecher. Nds. GVBl. S. 148

Runder Tisch Sexueller Kindesmissbrauch (2011): Zwischenbericht. Band II, Arbeitspapiere. [Zugriff am: 07.06.2017], Available from: http://www.bke.de/content/application/explorer/public/newsletter/newsletter-40/zwischenbericht_bandii_rtkm.pdf., 82 Seiten

Wolff, M.; Schröer, W.; Fegert, J. M. (2017): Schutzkonzepte in Theorie und Praxis. Ein beteiligungsorientiertes Werkbuch. Beltz Juventa

Zimmermann, P.; Neumann, A.; Çelik, F. (2010): Sexuelle Gewalt gegen Kinder in Familien. Expertise im Rahmen des Projekts „Sexuelle Gewalt gegen Mädchen und Jungen in Institutionen", DJI München

Um ein Netzwerk zum Austausch zu gründen, bitten wir Sie bei Interesse unter der unten genannten Adresse mit Frau Dr. Horvay Kontakt aufzunehmen, um gemeinschaftlich im Sinne unserer Patientinnen und Patienten ein klinisches Konzept zum Schutz der Kinder und Jugendlichen fortzuentwickeln.

Kontaktadresse:

Dr. Rita Horvay
Klinik für Kinder- und Jugendpsychiatrie, Psychosomatik und Psychotherapie (KJPP) der Psychiatrischen Klinik Lüneburg
Am Wienebütteler Weg 1
21339 Lüneburg
Rita.Horvay@pk.lueneburg.de

# Anhang

# Projektorganisation

**Projektleitung:**
Naumann, Alexander (Chefarzt der Klinik für KJPP)
Olmützer, Stefan (Pflegedienstleiter der Klinik für KJPP, Klinik- und Qualitätsmanagement)
Horvay, Rita (wiss. Mitarbeiterin, Projektmanagement in der Klinik für KJPP)

**Steuerungsgruppe:**
Schild, Ursula (Oberärztin Station K55 und Tagesklinik Lüneburg)
Tewes, Alexander (leitender Psychologe)
Horvay, Rita (wiss. Mitarbeiterin)

Die **UAG Prävention** bestand aus:
dem leitenden Psychologen
einer Oberärztin,
zwei Mitarbeiterinnen aus der Ärztlich-therapeutischen Stationsleitung,
einer Mitarbeiterin der Pflegerischen Stationsleitung und
drei Mitarbeiterinnen aus dem Pflegedienst.

Die **UAG Intervention** setzte sich zusammen aus:
der leitenden Oberärztin,
einer Mitarbeiterin aus der Ärztlich-therapeutischen Stationsleitung,
zwei Mitarbeitern der Pflegerischen Stationsleitung und
eine Mitarbeiterin aus dem Pflegedienst.

An der **UAG Beschwerdesysteme** nahmen teil:
der Chefarzt der Klinik für KJPP,
der Justiziar der Gesundheitsholding
der Klinik- und Qualitätsmanager der Psychiatrischen Klinik und
Pflegedienstleiter der Klinik für KJPP,
der leitende Psychologe,
eine Oberärztin und
zwei Mitarbeiter der Pflegerischen Stationsleitung.


Die **UAG Aufarbeitung** bildete sich aus:
einer Oberärztin und einem Oberarzt,
einer Psychotherapeutin,
einem Mitarbeiter aus der Pflegerischen Stationsleitung und
einer Mitarbeiterin aus dem Pflegedienst.

45

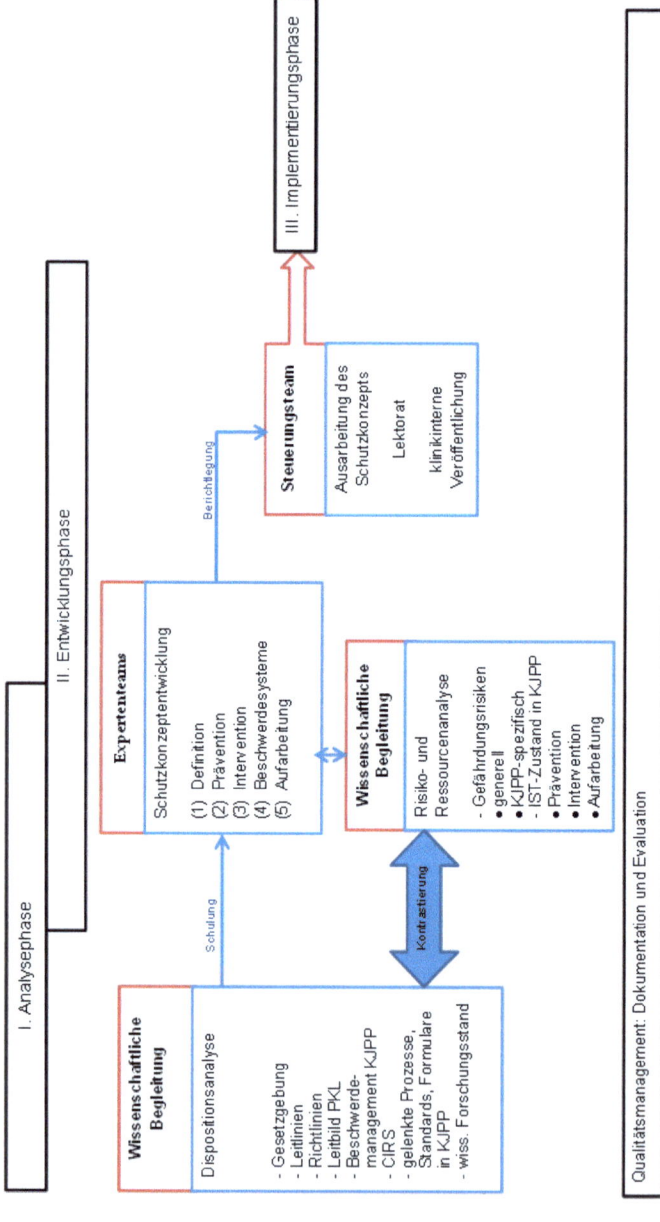

I. Analysephase

II. Entwicklungsphase

III. Implementierungsphase

**Wissenschaftliche Begleitung**

Dispositionsanalyse

- Gesetzgebung
- Leitlinien
- Richtlinien
- Leitbild PKL
- Beschwerde-
  management KJPP
- CIRS
- gelenkte Prozesse,
  Standards, Formulare
  in KJPP
- wiss. Forschungsstand

Schulung

**Experten teams**

Schutzkonzeptentwicklung

(1) Definition
(2) Prävention
(3) Intervention
(4) Beschwerdesysteme
(5) Aufarbeitung

Berichtlegung

**Steuerungsteam**

Ausarbeitung des
Schutzkonzepts

Lektorat

klinikinterne
Veröffentlichung

**Wissenschaftliche Begleitung**

Risiko- und
Ressourcenanalyse

- Gefährdungsrisiken
  ● generell
  ● KJPP-spezifisch
- IST-Zustand in KJPP
  ● Prävention
  ● Intervention
  ● Aufarbeitung

Kontrastierung

Qualitätsmanagement: Dokumentation und Evaluation

**Leitbild der Klinik für KJPP**

I. Kindeswohl, Elternrecht, Entscheidungsfreiheit und Gleichbehandlung sind die ethischen Grundlagen unseres Handelns.

II. Ziel unseres Handelns ist es, die Kinder und Jugendlichen so zu stärken, dass sie im Alltag handlungsfähig sind.

III. Unser Ziel ist es, durch verlässliche Beziehungsgestaltung neues Vertrauen und emotionale Sicherheit zu geben, damit die Patientin/ der Patient sich auf Veränderungen im Behandlungsprozess einlassen kann.

IV. Wir berücksichtigen und akzeptieren die individuellen physischen, psychischen, geistigen und kulturellen Bedürfnisse der Patientinnen und Patienten.

V. Unsere Klinik übernimmt für die Kinder und Jugendlichen eine Schutzfunktion, derer wir uns bewusst sind. Im Rahmen von Kriseninterventionen bei behandlungsbedürftiger Selbst-, Fremd- oder Kindeswohlgefährdung bieten wir unverzüglich Schutz.

VI. Das Schaffen und Erhalten eines „Sicheren Ortes" für Kinder und Jugendliche umfasst auch Entscheidungen bei der Auswahl und Weiterbildung unserer Mitarbeiterinnen und Mitarbeiter.

VII. Zwang oder Gewalt wird nur bei einer ausdrücklichen ärztlichen Indikationsstellung angewendet und gilt als letztes Interventionsmittel.

VIII. Die Klinik für KJPP erwartet und fördert die kontinuierliche fachliche Fortbildung der Mitarbeiterinnen und Mitarbeiter.

IX. Unsere Leitung pflegt einen partizipativen Führungsstil.

X. In regelmäßigen Konferenzen und Besprechungen praktizieren wir eine Hierarchie überwindende Informations- und Kommunikationskultur.

XI. Unsere Mitarbeiterinnen und Mitarbeiter des multiprofessionellen Behandlungsteams haben therapeutische Funktionen und tragen zur Ganzheitlichkeit der Behandlung bei.

XII.     Wir arbeiten wertschätzend und achtsam miteinander und sind so
Vorbild und Modell für die Menschen, die mit uns in der Klinik in
Beziehung treten.

XIII.    Im Umgang zwischen Beschäftigten und Patientinnen/Patienten
beachten wir:

- wertschätzende Akzeptanz unabhängig von sozialer Herkunft,
Nationalität oder Religionszugehörigkeit,

- Achtung von Individualität und persönlicher Intimsphäre,

- Wahrung der Schweigepflicht,

- größtmögliche Transparenz im Hinblick auf diagnostische,
therapeutische und pflegerisch-erzieherische Maßnahmen,

- grundsätzliche Entscheidungsfreiheit bezüglich dieser Maßnahmen,
soweit diese Freiheit nicht vorübergehend in nachvollziehbarer
Weise krankheitsbedingt und/oder in Absprache mit den
Sorgeberechtigten oder sogar vom Familiengericht genehmigt zum
Wohl des Kindes eingeschränkt werden muss.

Um bedarfsgerecht arbeiten zu können, brauchen wir die kritische
Rückmeldung unserer Patientinnen/Patienten und ihrer Familien, der
Fürsprecher und Außenkontrollen.

**Mitgeltende Unterlagen:**

Schutzkonzept der Klinik für KJPP

Regeln für die Mitarbeiterinnen und Mitarbeiter

**Regeln für die Mitarbeitende**

Kinder und Jugendlichen einen geschützten Raum bieten – Regeln für Mitarbeitende für den Umgang miteinander und den Patientinnen und Patienten gegenüber

## Das geht gar nicht!

- jegliche Form von sexualisierter, körperlicher und verbaler Gewalt
- materielle Ausbeutung
- Mobbing
- Persönlichkeitsrechte missachten
- Datenschutz und Schweigepflicht verletzen
- Grenzen der professionellen Rolle missachten
- Annahme von Geld- und Sachgeschenken von Kindern, Jugendlichen und ihren Angehörigen
- Handlungen und Sprache mit sexualbezogenem Charakter
- respektvollen Umgang und Fairness miteinander missachten
- individuelle oder kulturelle Schamgrenzen der Kinder und Jugendlichen missachten
- privaten Kontakt zu ehemaligen Patientinnen und Patienten pflegen
- private Konflikte im Berufsalltag austragen
- provozierende und sexuell aufreizende Kleidung tragen
- unangemessene Kontaktnähe zu Patientinnen/Patienten und Kolleginnen/Kollegen
- andere diskreditieren
- Unterstützung grenzverletzender Umgangsweisen und/oder einer sexualisierten Atmosphäre zwischen Kindern, Jugendlichen, Angehörigen und Kolleginnen/Kollegen

## Das ist erwünscht!

- professionelles Engagement
- respektvoller und höflicher Umgang mit Patientinnen/Patienten und Kolleginnen/Kollegen
- Mitbestimmung
- Achtsamkeit
- Transparenz der Tätigkeit gegenüber Patientinnen/Patienten, Angehörigen und Kolleginnen/Kollegen
- Erklären der Regeln und Grenzsetzungen
- Einverständnis einholen bei körperlichem Kontakt oder Untersuchung
- Sorgfältige Beachtung der Intimsphäre der Patientinnen und Patienten
- Konflikte und Probleme im Berufsalltag im Team ansprechen
- Körperkontakt mit klarer fachlicher Indikation
- Kolleginnen/Kollegen auf Fehlverhalten ansprechen

**Klinik für KJPP der PKL**    **Zusatzvereinbarung**

**Erklärung der Mitarbeiterin / des Mitarbeiters**

Vorname, Name _____

Geb. am _____

Gegen mich ist kein Verfahren wegen einer Straftat nach den §§ 171, 174 bis 174c, 176 bis 181a, 182 bis 184e, 225, 232 bis 236 des Strafgesetzbuches anhängig.

Ich verpflichte mich hiermit, meinen Arbeitgeber, die PKL Lüneburg, sofort zu informieren, wenn ein Verfahren wegen Verstoßes nach den oben genannten Paragraphen gegen mich eröffnet werden sollte.

_____

Ort, Datum und Unterschrift

**Klinik für KJPP der PKL** Standard zur geschlechtssensiblen Betreuung und Behandlung

**Ziel:**
Die Arbeitsanweisung zur geschlechtssensiblen Betreuung und Behandlung dient als Präventionsmaßnahme für den Schutz vor Grenzverletzungen, Übergriffen und sexuellem Missbrauch.

**Geltungsbereich:**
Klinik für Kinder und Jugendpsychiatrie, Psychotherapie und Psychosomatik (KJPP)

**Verantwortlicher:**
Chefarzt/Pflegedienstleitung der Klinik für KJPP der PKL

**Durchführung:**
1. Das Hygienetraining mit Patientinnen/Patienten sollte mit einer weiteren Begleitperson aus dem PED erfolgen, mindestens eine der begleitenden Personen sollte das gleiche Geschlecht wie die Patientin/der Patient haben. Das Mitspracherecht der Patientin/des Patienten sollte berücksichtigt werden.

2. Körperlichen Untersuchungen sollten im Mehr-Augen-Prinzip unter Hinzuziehung einer/-s weiteren Mitarbeitenden aus dem PED oder ÄTD erfolgen. Mindestens eine der begleitenden Personen sollte das gleiche Geschlecht wie die Patientin/der Patient haben. Das Mitspracherecht der Patientin/des Patienten sollte berücksichtigt werden.

3. Körperliches Absuchen und Kontrolle mitgeführter Taschen sollte im Mehr-Augen-Prinzip unter Hinzuziehung einer/-s weiteren Mitarbeitenden aus dem PED oder ÄTD erfolgen. Mindestens eine der begleitenden Personen sollte das gleiche Geschlecht wie die Patientin/der Patient haben. Das Mitspracherecht der Patientin/des Patienten sollte berücksichtigt werden.

4. Ein Drogenscreening sollte im Mehr-Augen-Prinzip unter Hinzuziehung einer/-s weiteren Mitarbeitenden aus dem PED oder ÄTD erfolgen. Mindestens eine der begleitenden Personen sollte das gleiche Geschlecht wie die Patientin/der Patient haben. Das Mitspracherecht der Patientin/des Patienten sollte berücksichtigt werden.

5. Das Anlegen von Brust-, Bauch- und Oberschenkelgurt bei Fixierungen erfolgt falls möglich durch eine gleichgeschlechtliche Mitarbeiterin/ einen gleichgeschlechtlichen Mitarbeiter.

**Mitgeltende Unterlagen:** Schutzkonzept KJPP

**Ziel:**
Die Darstellung der internen und externen Anlaufstellen der Klinik für KJPP dient der systematischen Übersicht der Organisation und Aufgabenbereiche von Beauftragten zum Schutzkonzept.

**Geltungsbereich:**
Klinik für Kinder und Jugendpsychiatrie, Psychotherapie und Psychosomatik (KJPP)

**Verantwortung:**

Chefarzt der Klinik für KJPP der PKL

**Definitionen:**
Die/Der Präventionsbeauftragte begleitet inhaltlich und strukturell das Schutzkonzept. Die Person informiert die Mitarbeiterinnen und Mitarbeiter über das Schutzkonzept und neue Maßnahmen (Multiplikator). Sie soll den Mitarbeiterinnen und Mitarbeitern der Klinik für KJPP als Ansprechpartner/-in für Maßnahmen und Verbesserungsvorschläge zum Schutzkonzept zur Verfügung stehen. Sie gibt Rückmeldung an die Mitarbeiterinnen und Mitarbeiter über den Verlauf/ Status von angeregten Maßnahmen. Die Person koordiniert Schulungen und die personelle Besetzung der Beauftragtenfunktionen für den Kinder- und Jugendschutz und die Besetzung der nicht festgelegten Mitarbeiterinnen/Mitarbeiter für das Aufarbeitungsgremium.

Kinder- und Jugendlichenschutzbeauftragte sind Ansprechpartnerinnen/-partner für die Patientinnen und Patienten zu den Themen Grenzverletzungen, Übergriffe und sexueller Missbrauch innerhalb der Klinik für KJPP. Sie nehmen regelmäßig an Fortbildungen zum Thema Kinderschutz teil und geben Verbesserungsvorschläge zum Schutzkonzept (weiter) an die Präventionsbeauftragte.

Eine Kinderschutzexpertin/ ein Kinderschutzexperte ist eine externe Person, die aufgrund ihrer beruflichen Tätigkeit und ihrer Erfahrungen im Bereich des Kinderschutzes, ehrenamtlich in beratender Funktion die Klinik für KJPP unterstützt. Mit ihr wird im Rahmen einer Kooperationsvereinbarung zusammengearbeitet.

Das Niedersächsische Krankenhausgesetz sieht unter § 16 vor, das in jedem Krankenhaus das Amt einer Patientenfürsprecherin/eines Patientenfürsprechers einzurichten ist (NKHG 19.01.2012): „Die Patientenfürsprecherin oder der Patientenfürsprecher hat die Aufgabe, das Vertrauensverhältnis zwischen den Patientinnen und Patienten sowie ihren Angehörigen einerseits und dem Krankenhaus sowie den dort Beschäftigten andererseits zu fördern und dadurch auch zur Sicherung und Weiterentwicklung der Qualität der vom Krankenhaus erbrachten Leistungen beizutragen."

**Mitgeltende Unterlagen:**
Schutzkonzept KJPP
Prozess Handlungsplan bei Grenzverletzungen, Übergriffen und sexuellem Missbrauch

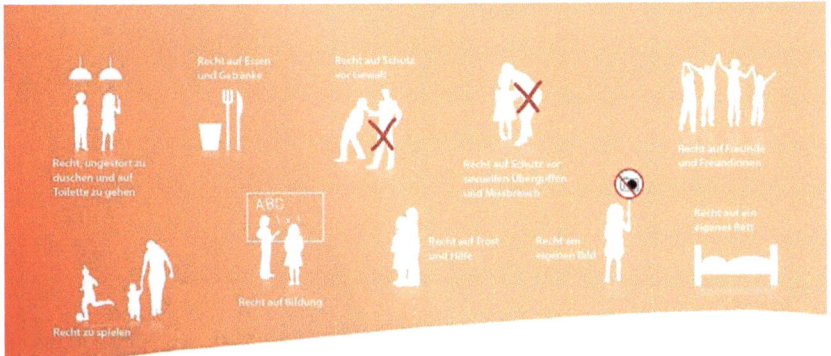

## Kinderrechte sind Eure eigenen Rechte.

Damit die Rechte aller Kinder weltweit möglichst eingehalten werden, haben Politiker und Experten fast aller Länder der Erde 1989 einen Vertrag über die Kinderrechte geschlossen. Dieser Vertrag heißt Kinderrechtskonvention.

In diesem Faltblatt möchten wir Euch aufzeigen, welche Rechte das sind: Schaut bitte oben und fragt nach. Denn nur dann könnt Ihr auf sie aufmerksam machen, wenn diese jemand im Alltag verletzt.

Das Team der Klinik für Kinder- und Jugendpsychiatrie, Psychosomatik und Psychotherapie (KJPP)

### Alle Kinder haben Rechte

Ihr habt etwas erlebt, dass Eure Rechte verletzt hat? In unserer Klinik? Dann sprecht uns an.

### Hier könnt Ihr Euch Hilfe holen:

### Dr. med. Alexander Naumann
Chefarzt der Klinik für KJPP; Du kannst Dich gerne direkt an Susanne Goldschmidt wenden, die Sekretärin unseres Chefarztes Dr. med. Alexander Naumann, Tel. 04131 60 17002. Dr. Naumann wird sich sofort um Eure Anliegen kümmern.

### Patientenfürsprecherin
Petra Andreas-Siller berät alle Patienten und ihre Angehörigen unabhängig von der Klinik für KJPP bei Beschwerden und Anregungen.
Ihr erreicht Sie unter Tel. 04131 60 10046, petra.andreas-siller@pk.lueneburg.de sowie persönlich Jeden 1. und 3. Donnerstag im Monat von 10 bis 11 Uhr (Haus 29 | Ebene 1 | der Raum ist ausgeschildert).

### Lob- und Beschwerdemanagement
Eine zentrale Anlaufstelle, an der Patienten und ihre Angehörigen ihre Anregungen, Ideen, Lob oder Beschwerden mitteilen können.
Ihr erreicht den Bereich unter Tel. 04131 60 10035 oder IhreMeinung@pk.lueneburg.de

### Kinder- und Jugendlichen-Schutzbeauftragte
Auf den Kinder- und Jugendlichenstationen der Klinik gibt es Schutzbeauftragte, deren Namen und Kontaktadresse findet Ihr auf dem Plakat „Alle Kinder haben Rechte" bei Euch auf der Station.

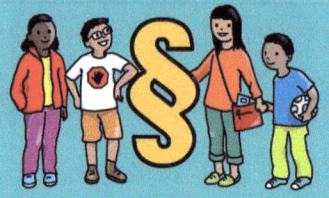

# Alle Kinder haben Rechte

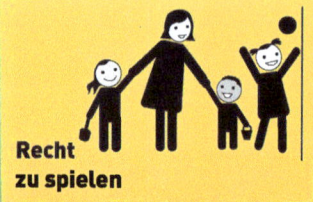

**Recht zu spielen**

**Recht, ungestört zu duschen und auf die Toilette zu gehen**

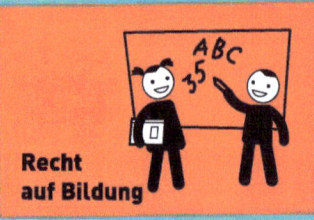

**Recht auf Bildung**

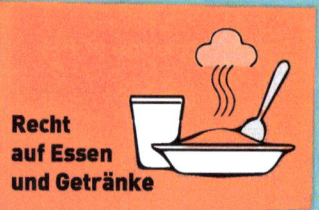

**Recht auf Essen und Getränke**

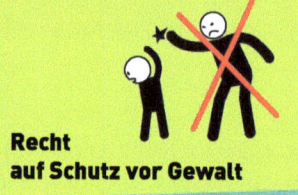

**Recht auf Schutz vor Gewalt**

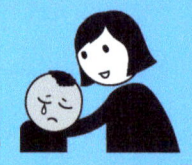

**Recht auf Trost und Hilfe**

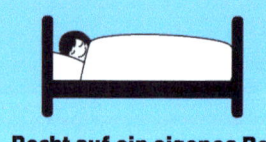

**Recht auf ein eigenes Bett**

**Recht auf Schutz vor sexuellen Übergriffen und Missbrauch**

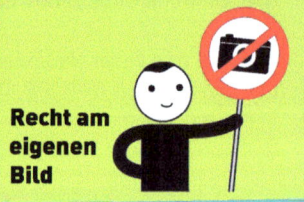

**Recht am eigenen Bild**

Hilfe für Kinder, Jugendliche, Eltern und Mitbewohner:

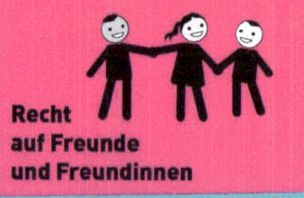

**Recht auf Freunde und Freundinnen**

Hilfe für ehren- und hauptamtliche Mitarbeiter/innen:

**Alle Erwachsenen, die mit Kindern und Jugendlichen leben und arbeiten, sind dafür verantwortlich, dass die Rechte von Mädchen und Jungen geachtet werden!**

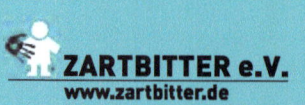

**ZARTBITTER e.V.**
www.zartbitter.de

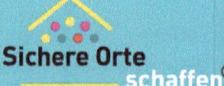

**Sichere Orte schaffen**

Schutz vor sexualisierter Gewalt in Institutionen
www.sichere-orte-schaffen.de
Käuflich zu erwerben über zartbitter e.V., Kontakt- und Informationsstelle gegen sexuellen Missbrauch an Mädchen und J

Verhalten bei Grenzverletzungen, Übergriffen und sexuellem Missbrauch
1.    Hilfe und Unterstützung bei Kolleginnen/Kollegen suchen
2.    den Dienstvorgesetzten informieren und das Vorkommnis protokollieren
3.    Vorgesetzter informiert sofort die KJPP - ÄTD und PED-Stationsleitung, den Stationsoberarzt und zeitgleich die Klinikleitung der KJPP (ggf. Polizei verständigen)

| Sofort (immer, auch nachts sowie an Sonn- und Feiertagen) bei | Unverzüglich (zwischen 07:00 und 22:00 Uhr) bei | Mit Beginn der nächsten regulären Kernarbeitszeit bei |
|---|---|---|
| Strafrechtlich relevantes Verhalten zu Lasten von Patientinnen/Patienten, Mitarbeitenden oder Dritten auf den Stationen, im Ambulanzbereich und auf dem Gelände der Klinik für KJPP | Schwere Verletzung von Patientenrechten (übergriffiges Verhalten) | Verletzung von Patientenrechten (grenzüberschreitende Umgangsweisen und unfachliche Interventionen) |

Es gibt sicherlich keine klar definierten Grenzen, aber wir richten uns nach den untenstehenden Definitionen. Im Zweifelsfall ist bis zur weiteren Klärung von einem höheren Schwergrad auszugehen und sich dementsprechend zu verhalten.

Strafrechtlich relevantes Verhalten umfasst Körperverletzung, sexuellen Missbrauch, sexuelle Nötigung, Vergewaltigung, Förderung sexueller Handlungen Minderjähriger, Exhibitionismus, Erregung öffentlichen Ärgernisses und Nötigung.

Übergriffiges Verhalten wird definiert als psychische, körperliche und sexualisierte Übergriffe und Verhaltensweisen, die massiv und wiederholt auftreten: materielle Ausbeutung durch Arbeitsaufträge zum eigenen Nutzen und Vernachlässigung oder Verweigerung der Fürsorge, körperliche Übergriffe, Gewalthandlungen mit sexueller Konnotation, sexuelle Übergriffe ohne Körperkontakt, sexuelle Übergriffe mit Körperkontakt.

Grenzüberschreitende Umgangsweise und unfachliche Interventionen sind grenzverletzende Handlungsweisen, die die persönlichen Grenzen der Kinder und Jugendlichen überschreiten und dabei über das Versorgungs- und Betreuungsverhältnis hinausgehen wie Austausch von Zärtlichkeiten wie in der Familie, Bloßstellen, persönlich abwertende, sexistische, rassistische Bemerkungen, Missachtung der Intimsphäre und Belastbarkeit.

**Mitgeltende Unterlagen:**
Schutzkonzept KJPP
Prozess Berichtswesen bei Grenzverletzungen, Übergriffen und sexuellem Missbrauch
Gedächtnisprotokoll Schutzkonzept

# Handlungsplan bei Grenzverletzungen, Übergriffen und sexuellem Missbrauch

**Ziel:**
Ziel des Handlungsplans ist die Systematisierung der Vorgehensweise bei Verdachtsfällen von Grenzverletzungen, Übergriffen oder sexuellem Missbrauch.

**Geltungsbereich:**
Klinik für Kinder und Jugendpsychiatrie, Psychotherapie und Psychosomatik (KJPP)

**Verantwortung:**

Chefarzt der Klinik für KJPP der PKL

**Definition:**
Der Handlungsplan bei Grenzverletzungen, Übergriffen und sexuellem Missbrauch ist ein Flussdiagramm, in dem das Vorgehen für Mitarbeiterinnen und Mitarbeiter, (Sofort)Maßnahmen in Bezug auf Intervention und Aufarbeitung und die Verantwortlichkeiten dargestellt sind.

**Durchführung:**
(siehe Flussdiagramm)

**Mitgeltende Unterlagen:**
Schutzkonzept KJPP
Prozess Berichtswesen bei Grenzverletzungen, Übergriffen und sexuellem Missbrauch

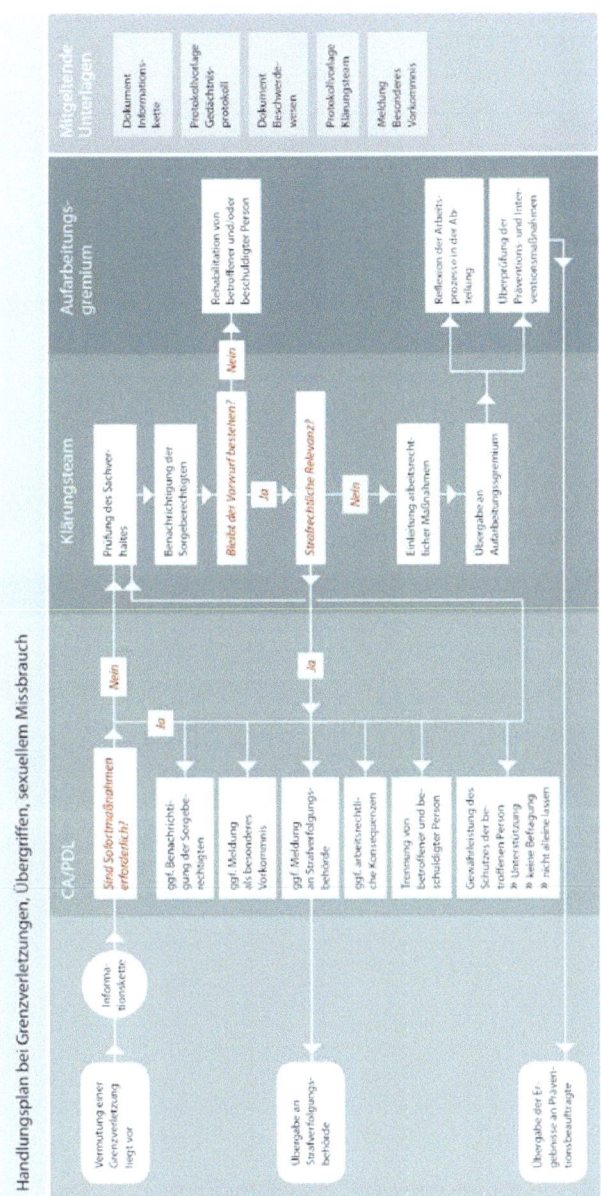

| Name: | | Datum: | |
|-------|--|--------|--|
| Was ist passiert? | | | |
| Wann ist es passiert? | | | |
| Wo ist es passiert? | | | |
| Wer ist involviert? | | | |

_____

Unterschrift der Mitarbeiterin/des Mitarbeiters

# Protokoll Klärungsteam

| Titel: | | | Bereich: | |
|--------|--|--|----------|--|
| Datum: | Beginn: | Ende: | Ort: | |
| Teilnehmer: | | | | |
| Entschuldigt: | | | | |
| Verteiler | | | | |
| Leitung/Moderation | | Protokollant: | | |

| Nr. | Tagesordnungspunkt | Ergebnis | Wer | bis wann |
|-----|--------------------|----------|-----|----------|
| 1. | Welche Dokumente liegen dem Klärungsteam zum Vorfall vor (Gedächtnisprotokoll, Beschwerdeanzeige)? | | | |
| 2. | Was ist wann passiert bzw. beobachtet worden? | | | |
| 3. | Wie ist es zu bewerten? | | | |
| 4. | Wie ist die Dringlichkeit weiterer Maßnahmen? | | | |
| 5. | Was sind Sofort-Maßnahmen? | | | |
| 6. | Was sind die mittel- und längerfristigen Maßnahmen? | | | |
| 6.1 | die/der Betroffene | | | |
| 6.2 | die/der Beschuldigte | | | |
| 6.3 | das Team der Behandlungseinheit die Sorgeberechtigten | | | |
| 6.3. | sonstiger Kontext | | | |
| 6.4 | Weitere: | | | |
| 7. | Wer muss zur weiteren Klärung noch intern und extern hinzugezogen werden? | | | |
| 8. | Was ist in Bezug auf den Datenschutz zu beachten? | | | |
| 9. | Wie erfolgt die Dokumentation? | | | |
| 10. | Wie ist die weitere Sprachregelung? | | | |

**Berichtswesen bei Grenzverletzungen**

**Ziel:**
Ziel des Berichtswesens bei Grenzverletzungen, Übergriffen und sexuellem Missbrauch ist die systematische Informationsweise bei eigenem oder beobachteten Fehlverhalten von Mitarbeiterinnen und Mitarbeiter oder Rückmeldungen von Patientinnen/Patienten, Angehörigen, Betreuerinnen/Betreuern und weiteren Personen bei entsprechenden Vorkommnissen.

**Geltungsbereich:**
Klinik für Kinder und Jugendpsychiatrie, Psychotherapie und Psychosomatik (KJPP)

**Verantwortung:**
Chefarzt der Klinik für KJPP der PKL

**Definitionen:**
1. Grenzverletzungen

2. Übergriffe

3. strafrechtlich relevante Gewalthandlungen

1. Unter **Grenzverletzungen** versteht man allgemein alle Verhaltensweisen gegen Kinder und Jugendliche, die die persönlichen Grenzen der Kinder und Jugendlichen überschreiten und dabei über das Versorgungs- und Betreuungsverhältnis hinausgehen.

Grenzverletzungen werden in
a) grenzüberschreitende Umgangsweisen und
b) grenzüberschreitende, unfachliche Interventionen unterteilt
(vgl. Enders, Eberhardt 2007; vgl. Enders, Kossatz, Kelkel, Eberhardt 2010).

    a)    grenzüberschreitende Umgangsweisen sind im Falle der Klinik für KJPP:
-   zu intime und körperliche Nähe und Berührungen im Alltag,
-   Missachtung des respektvollen Umgangs (Bloßstellen, persönlich abwertende, sexistische, rassistische Bemerkungen),
-   Missachtung der Schamgrenzen und sexuellen Normen in unterschiedlichen Kulturen,
-   Missachtung der Grenzen zwischen den Generationen (mit Kosenamen wie Liebste ansprechen, Verhalten der Mitarbeiterin/ des Mitarbeiters als „Dauerjugendlicher", Flirten),
-   Missachtung der Grenzen der professionellen Rolle (Austausch von Zärtlichkeiten wie in Familie, Gespräche über intime Themen, Sexualleben der/des Beschäftigten der KJPP)
-   und Ausnutzung der eigenen Machtposition, um Wahrnehmung von Kindern und Jugendlichen, Mädchen und Jungen in Frage zu stellen.

    b)    zu grenzüberschreitenden, unfachlichen Interventionen zählen im Bereich der Klinik für KJPP:

- Missachtung der körperlichen Grenzen von Kindern und Jugendlichen (grenzüberschreitende Berührungen in der Pflege, bei der Therapie, medizinischen Untersuchung und Zwangsmaßnahmen),
- Missachtung der Intimsphäre und Belastbarkeit von Kindern und Jugendlichen,
- unangemessene Sanktionen,
- die persönlichen Grenzen überschreitende Gespräche oder Befragungen über Details z. B. von Gewalterfahrungen oder sexuellen Erfahrungen (ausgenommen: explizit therapeutisches Setting, z.B. Traumatherapie),
- Stigmatisierung als Opfer oder Kranke/Kranker.

Von grenzüberschreitenden Umgangsweisen spricht man, solange die Verhaltensweisen einmalig oder zufällig passiert sind.

2. Im Gegensatz zu Grenzverletzungen geschehen **Übergriffe** nicht zufällig, es sind Verhaltensweisen, die sich auch bei Kritik oder abwehrender Reaktion wiederholen und zur Kindeswohlgefährdung führen können. Übergriffe sind Zeugnis von fachlichen Mängel oder vom Hinwegsetzen über gesellschaftliche/ kulturelle Normen.
Vom übergriffigen Verhalten spricht man ferner, wenn Betroffene oder Zeugen für grenzüberschreitendes Verhalten abgewertet oder gemobbt werden.

3. Übergriffe sind häufig die strategische Vorbereitung eines strafrechtlich relevanten sexuellen Missbrauchs. Zu **strafrechtlich relevanten Gewalthandlungen** zählen
   a) Körperverletzung;
   b) sexueller Missbrauch, sexuelle Nötigung, Vergewaltigung, Förderung sexueller Handlungen Minderjähriger, Exhibitionismus, Erregung öffentlichen Ärgernisses;
   c) Nötigung.
   Diese Straftatbestände wurden 2004 auch auf sexuellen Missbrauch von Kindern und Jugendlichen ohne Körperkontakt durch sexuelle Ausbeutung in den Neuen Medien erweitert.

**Durchführung:**
Jede Mitarbeiterin und jeder Mitarbeiter hat die Verpflichtung eigenes oder beobachtetes Fehlverhalten im Sinne der oben aufgeführten Definitionen anzusprechen und unverzüglich an die Abteilungsleitung zu melden.
Zum Festhalten der eigenen Beobachtungen soll jede Mitarbeiterin bzw. jeder Mitarbeiter das Gedächtnisprotokoll 'Schutzkonzept' nutzen.
Über jedes besondere Ereignis ist unmittelbar der Dienstvorgesetzte zu unterrichten. Der Dienstvorgesetzte informiert die KJPP-ÄTD und PED-Stationsleitung, den Stationsoberarzt und zeitgleich die Klinikleitung der KJPP. In Zweifelsfällen soll vorsichtshalber eher vom Bestehen einer Bedrohungslage bzw. einem besonderen Vorkommnis ausgegangen werden und dieses dann entsprechend gemeldet werden.

**Berichtswesen bei Grenzverletzungen**

Die Dringlichkeit der Meldung richtet sich nach drei Kategorien:
„Sofort" – unabhängig der Regelarbeitszeit, auch an Sonn- und Feiertagen
„Unverzüglich" – in der Zeit zwischen 7.00 und 22.00 Uhr
„Mit Beginn" – der nächsten regulären Kernarbeitszeit

Meldungen, die von Dritten abgegeben werden, wie z.B. den Sorgeberechtigten, Betreuern, Patientenfürsprecher und dem Kind / Jugendlichen, müssen mit der gleichen Sorgfalt und Konsequenz unverzüglich weitergeleitet werden und stellt damit eine Ergänzung zu den bestehenden Meldesystemen wie CIRS oder Lob- und Beschwerdemanagement dar. Diese Systeme werden dadurch aber nicht ersetzt.

Alle Mitarbeiterinnen und Mitarbeiter sind dazu aufgefordert Meldungen bzw. eigenen Beobachtungen bei Verletzung der (sexuellen) Selbstbestimmung von Kindern und Jugendlichen weiterzuleiten. Die Rechtsabteilung der PKL berät bei strafrechtlich relevanten Vorkommnissen und verfolgt diese weiter.

**Mitgeltende Unterlagen:**
Schutzkonzept KJPP
Prozess Handlungsplan bei Grenzverletzungen, Übergriffen und sexuellem Missbrauch
Standard Informationskette Schutzkonzept
Gedächtnisprotokoll Schutzkonzept